MÉMOIRE

SUR

Les Rétrécissemens de l'Urètre;

Par le docteur PUYDEBAT,

Chirurgien en chef adjoint de l'Hôtel-Dieu Saint-André.

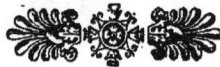

BORDEAUX,

IMPRIMERIE DE BALARAC JEUNE, RUE DES TROIS-CONILS, 8.

—

1838.

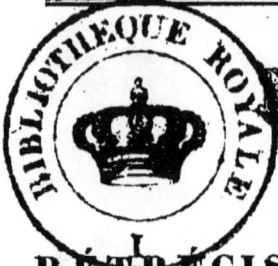

MÉMOIRE

SUR LES

RÉTRÉCISSEMENS DE L'URÈTRE;

Par le docteur PUYDEBAT,

Chirurgien en chef adjoint de l'Hôtel-Dieu St.-André.

Les rétrécissemens de l'urètre surviennent le plus souvent à la suite d'inflammations de la muqueuse qui tapisse le canal excréteur. La blennorrhagie est l'inflammation la plus intense de l'urètre; aussi les strictures se développent à la suite des altérations qu'elle amène dans la composition des tissus.

Presque tous les malades qui éprouvent quelques difficultés dans l'excrétion des urines ont eu des gonorrhées plus ou moins rebelles; quelquefois même l'écoulement, après avoir disparu d'une manière douteuse, s'est renouvelé plusieurs fois sans cause appréciable, ou bien à la suite d'un écart de régime ou d'un excès dans les plaisirs de l'amour.

Le chirurgien, en faisant glisser une bougie dans un canal ainsi fatigué par des irritations successives, occasionne au malade une douleur générale, mais plus vive dans certains points de l'urètre, là où l'inflammation paraît s'être fixée d'une manière plus intense. Dans cet état de choses, la partie malade n'est pas encore indurée, et la dilatation par les bougies peut rendre au canal son diamètre naturel. Malheureusement il ne peut en être ainsi dans le plus grand nombre de cas, parce que le malade oppose une résistance passive à des conseils sages et prudens: il s'endort dans une sécurité funeste, et laisse à l'inflammation le loisir de traîner à sa suite tous les désordres. La nature des tissus est bouleversée; des indurations des fausses membranes, des ulcérations se développent dans l'urètre comme partout ailleurs.

Alors que le gonflement des tissus est amené par l'appel des fluides, la dilatation des capillaires sanguins, il disparaît avec l'irritation elle-même; mais il n'en est pas ainsi du gonflement qui reconnaît pour cause l'hypertrophie de la muqueuse urétrale. On peut alors constater des métamorphoses dans la vitalité des parties, soit que l'inflammation ait altéré seulement la membrane muqueuse, ou qu'elle se soit propagée au tissu cellulaire sous-jacent et au corps spongieux. On voit dans ces cas des indurations provoquées par le dépôt de liquides concrescibles dans les mailles des tissus, des étranglemens véritables qui apportent une gêne plus ou moins grande dans l'émission des urines. Ces étranglemens solitaires ou multiples ont le plus souvent une longueur de deux à trois lignes; mais ils peuvent avoir deux à trois pouces d'étendue, comme on en trouve des exemples dans les écrits de *Wisemann, Hunter, Ev. Home, Chopart, Bell*. Les points du canal ainsi affectés ont une résistance considérable; on ne peut les franchir qu'avec peine et difficulté. Souvent ils offrent à l'extérieur un relief appréciable au tact du chirurgien.

L'obstruction de l'urètre est occasionnée quelquefois par des cloisons membraneuses, des espèces de diaphragmes qui coupent le canal en deux parties; une petite ouverture, dont le siége est susceptible de varier, les fait communiquer l'une avec l'autre. Ces fausses membranes organisées ont pour matrice la muqueuse hypertrophiée et douée d'une vascularité extrême. Nous ne pensons pas que ces brides soient amenées par la cicatrisation d'ulcères anciens du canal, dans la persuasion où nous sommes que l'écoulement blennorrhagique est le produit de l'urétrite, et non le résultat d'ulcérations qui existent très-rarement. Quant aux carnosités, aux fongosités des surfaces ulcéreuses qui amènent des rétentions d'urine en obstruant le canal, nous ne croyons pas à leur existence, parce qu'elle est en opposition directe avec les résultats de l'anatomie pathologique de nos jours. Ev. Home n'en a jamais trouvé dans les strictures nombreuses qu'il a eu à traiter. Nous avons été à même d'observer des cas multiples de rétrécissement de l'urètre, soit dans les hôpitaux de Paris, soit dans notre pratique, et nous pouvons assurer que nous avons toujours trouvé des indurations ou des cloisons membraneuses qui avaient provoqué l'obstruction du canal.

La situation des strictures urétrales n'a rien de fixe, et l'on ne trouve à cet égard dans les auteurs qu'incertitude et divergence. Quelquefois on les rencontre au niveau du méat urinaire, à la base du gland, le plus souvent au niveau du bulbe et dans la portion membraneuse du canal. Quelle que soit au reste la situation du rétrécissement, il donne lieu, à peu de choses près, aux mêmes symptômes, aux mêmes accidens. L'ancienneté de la maladie, l'étroitesse plus grande de la coarctation, amènent seules des symptômes plus graves. Alors que le rétrécissement de l'urètre est léger, le malade expulse ses urines par un jet délié, tordu sur lui-même, quelque fois bifurqué dans les premiers instans de l'émission ; il éprouve une chaleur insolite, désagréable, dans toute l'étendue du canal, des pesanteurs au périnée. Le besoin d'expulser ses urines se renouvelle souvent, trois ou quatre fois pendant la nuit. Si cet état de choses persiste, l'émission du liquide devient graduellement plus lente, plus douloureuse et provoque des douleurs dans les aines, au-dessus du pubis ; on sent dans cette région une tumeur globuleuse rénitente, qui n'est autre que la vessie distendue par l'urine. En la palpant on provoque chez le malade de nouvelles envies d'uriner. Alors, en effet, si un traitement bien dirigé ne vient atténuer les progrès de la stricture, l'urine ne peut plus être projetée à une certaine distance, tombe entre les cuisses du malade qui, après les plus grands efforts, ne peut en expulser que quatre ou cinq gouttes. L'incontinence ne tarde pas à paraître ; l'urine, momentanément retenue derrière l'obstacle, s'écoule goutte à goutte par les seules lois de la pesanteur, imbibe les linges du malade et provoque une odeur ammoniacale des plus insupportables. Dans cette période du mal, le plus petit écart dans le régime amène l'impossibilité absolue de rendre une seule goutte d'urine. On conçoit à merveille que le rétrécissement sans cesse irrité par le passage d'un liquide âcre, se gonfle par la distension des vaisseaux, la stase des fluides, jusqu'au point d'amener l'obturation complète du canal. La rétention d'urine est suivie de douleurs intolérables : le besoin est là incessant, impérieux, et les plus grands efforts du malade sont inhabiles à le satisfaire. Si la nature ou les ressources ne viennent au secours du patient, il est voué à une mort certaine.

L'émission du sperme ne peut s'accomplir selon les vues de la nature chez les sujets qui ont des coarctations de l'urètre ; le plus souvent ils deviennent impropres à la reproduction. L'éjaculation ne peut se faire que d'une manière imparfaite ; souvent elle ne peut avoir lieu : alors la liqueur prolifique, retenue derrière l'obstacle, s'écoule peu à peu après le coït quand l'érection a cessé. Dans l'orgasme vénérien, il arrive que le malade éprouve une douleur vive et lancinante dans un point du canal, et qu'il sort quelques gouttes de sang provenant de la déchirure de petits vaisseaux qui rampent sur le lieu enflammé.

Les ébats de l'amour amènent une difficulté plus grande dans l'émission des urines, par suite de l'irritation qu'ils provoquent dans le point déjà malade. Quelquefois ils sont suivis d'un écoulement jaunâtre qu'on peut confondre avec une blennorrhagie, mais qui en diffèrent essentiellement. On trouve dans l'ouvrage d'Ev. Home l'observation d'un individu, avancé en âge, qui, après avoir cohabité avec sa servante, eut un écoulement de nature douteuse. On reconnut l'existence d'un rétrécissement qu'on fit promptement disparaître avec l'écoulement verdâtre auquel il avait donné naissance. Au reste, ces deux variétés d'écoulement revêtent des symptômes particuliers : l'un, celui qui reconnaît pour cause l'existence d'un rétrécissement, se déclare immédiatement, atteint son apogée dans les vingt-quatre heures, et décroît insensiblement de manière à ne plus laisser de traces le quatrième ou cinquième jour ; l'autre, l'écoulement blennorrhagique, est précédé de démangeaisons dans le canal, et ne se déclare que cinq à six jours après une cohabitation suspecte ; il va toujours en grossissant, et a pour cortége des douleurs et des symptômes inflammatoires très-intenses.

Je n'ai pas l'intention de faire un traité complet sur les rétrécissemens de l'urètre, et d'entrer dans des détails circonstanciés sur leurs suites fâcheuses. Je me contente d'énumérer les fistules urinaires, les cystites, les catarrhes, les calculs qui se développent à la suite du séjour forcé de l'urine dans la vessie. Je me hâte d'entrer dans la discussion sur les méthodes diverses qui ont été préconisées pour la guérison des strictures.

Dans la thérapeutique des rétrécissemens de l'urètre, on a pour but de détruire l'obstacle qui s'oppose à la libre émission des urines. On peut remplir cette indication en comprimant les tissus exubérans du canal, ou bien en les détruisant par une véritable perte de substance. De là deux grandes méthodes : la dilatation par les bougies ou les sondes, et la cautérisation.

Les bougies de gomme élastique sont choisies par la grande majorité des chirurgiens ; je les emploie de préférence aux cordes à boyau et aux bougies de plomb, parce qu'elles ont une consistance un peu plus grande et qu'elles permettent ainsi d'exercer une certaine pression sur les parois du rétrécissement. Si la bougie introduite dans le canal est arrêtée dans sa marche, on doit la retirer un peu, la pousser de nouveau et réitérer cette manœuvre afin de favoriser son passage. On facilite aussi son introduction en soutenant avec deux ou trois doigts le point du canal où elle vient butter. Cette manière de faire est principalement utile, alors que l'obstacle avoisine la courbure de l'urètre ; et si la coarctation se trouve encore un peu plus bas, il est avantageux d'introduire un doigt dans le rectum pour rendre la marche de la bougie plus facile. Lorsqu'on est parvenu à introduire des bougies d'un gros calibre, il faut, avant de les faire filer dans le canal, leur donner la courbure naturelle de l'urètre. Si on néglige cette précaution, on est obligé de les pousser avec force, afin de leur imprimer dans l'intérieur même du canal la courbure qu'elles peuvent avoir. Cette manœuvre est douloureuse et fatigue le malade.

Après l'introduction de la bougie, je la fais maintenir en place, de trente à quarante minutes ; après ce laps de temps je la retire et renvoie le malade à ses occupations. Je réitère ces manœuvres tous les jours ; je laisse la bougie à demeure, le même espace de temps ; j'augmente graduellement le volume des bougies à mesure que le rétrécissement s'élargit, et j'arrive ainsi, peu à peu, à en mettre une qui remplit entièrement l'ouverture du canal.

Ce traitement si simple, si peu douloureux et fatigant pour le malade, est exempt d'accidens et d'inconvéniens. Je le combine avec la cautérisation, et j'obtiens des guérisons solides et durables, comme le prouvent les observations annexées à la suite de ce mémoire.

Une bougie, ainsi introduite dans la vessie toutes les vingt-quatre heures, et laissée en place un si court espace de temps, amène rarement une tuméfaction du rétrécissement assez grande pour empêcher pendant quelques jours une introduction nouvelle. La rétrocession de la maladie marche sans encombre et atteint par là sa dernière période. Rarement aussi ce séjour momentané de la sonde amène ces fluxions intenses de l'urètre qui se propagent par continuité de tissus aux canaux déférens, aux testicules, et vous forcent d'avoir recours aux antiphlogistiques et d'interrompre le traitement pendant plusieurs jours.

L'introduction d'une bougie offre quelquefois des difficultés ; sa marche dans le canal peut être empêchée par une cloison membraneuse des tissus exubérans, dont l'ouverture est ténue et non parallèle à l'axe du canal. Alors si le chirurgien, après quelques douces tentatives, s'obstine à pousser la bougie contre l'obstacle, elle se pelotonne et se contourne en spirale. Quelquefois même elle se replie dans la moitié de sa longueur, sans franchir l'obstacle, et ses deux extrémités se présentent à la fois au méat urinaire. Dans ces cas de rétrécissement considérable, je me garde bien de pousser la bougie avec brutalité ; je l'appuie sur l'obstacle, je fais en sorte de l'y engager un peu, et après l'avoir maintenue dans cette position pendant douze ou quinze minutes, je la retire et renvoie le malade au jour suivant. A la seconde tentative, la bougie pénètre dans l'obstacle et le franchit. J'explique cette métamorphose, selon les idées de *Dupuytren*, par la supersécrétion de mucosités due à la présence momentanée de la bougie, et à la dilatation plus grande de l'ouverture du rétrécissement. Nous verrons ultérieurement quelle est la conduite la plus sage et la plus raisonnable dans la rétention d'urine amenée par l'obturation complète du canal.

Il est des praticiens qui dédaignent l'emploi des bougies dans le traitement des strictures urétrales ; ils aiment beaucoup mieux déchirer les rétrécissemens avec des sondes de métal d'un gros calibre, ou les perforer avec des sondes coniques. Une marche lente, des soins minutieux ne sauraient convenir à leur manière de faire : introduire une sonde d'argent, la remplacer au bout de deux à trois jours par une sonde de gomme élastique, changer celle-ci tous les huit jours ; voilà pour eux les principes larges et solides de la haute chirurgie. Qu'importent les douleurs aiguës du malade ? Qu'importent les fausses routes, les abcès phlegmoneux qui se développent aux environs de l'urètre et de la prostate ?

Malheureusement, j'ai vu bien souvent des accidens néfastes conduire les malades au tombeau à la suite de ces manœuvres brutales. Je pourrais aisément multiplier les observations à cet égard; mais je me contente d'en publier deux cas.

Un jeune sous-officier d'artillerie, affecté d'un rétrécissement considérable dans la portion membraneuse de l'urètre, vint réclamer, dans un des hôpitaux de Paris, les soins éclairés d'un habile chirurgien. Après quelques tentatives infructueuses de cathétérisme, la rétention d'urine étant absolue, on eut recours à l'emploi de la sonde conique. Le pauvre malade éprouva des douleurs intolérables, on n'arriva pas dans la vessie, et on parlait d'en faire la ponction lorsque le patient fut pris d'un *delirium tremens* auquel il succomba.

Un haut dignitaire de l'église fut affecté d'une rétention d'urine occasionnée par des coarctations multiples du canal. J'accompagnais, en qualité d'aide, le chirurgien qui fut appelé pour lui donner ses soins. Le cathétérisme, par les moyens ordinaires, ayant échoué, on franchit les obstacles, de vive force, avec la sonde conique, et on ne parvint à pénétrer dans la vessie qu'après avoir torturé le malade pendant plus d'une heure. Dès le lendemain, il survint des douleurs atroces, le délire, des symptômes inflammatoires très-graves qui furent ultérieurement suivis d'escharres gangréneuses et d'abcès nombreux dont on ne pouvait jamais tarir la source. Après trois mois de souffrances, le malade put se lever, reprendre peu à peu le cours de ses affaires; mais il était encore fatigué par une incontinence de l'urine lorsque je le perdis de vue.

Ces deux observations ont été recueillies dans la pratique d'un chirurgien distingué qui manie la sonde avec une prestesse et une habileté remarquables. Que fera donc un jeune médecin, au début de sa carrière, en suivant de tels erremens? Pour moi, j'aimerais beaucoup mieux, dans des cas graves et pressans, après avoir fait des tentatives modérées pour sonder le malade, pratiquer la ponction de la vessie par le rectum ou l'hypogastre, plutôt que de m'exposer à faire de fausses routes, et vouer ainsi le malade à des accidens mortels.

Les Anglais sont grands partisans de la cautérisation dans le traitement des strictures de l'urètre; l'instrument de prédilection,

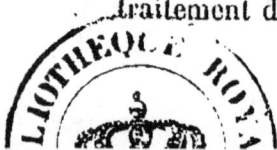

pour arriver à leurs fins, est la bougie armée de Hunter. Ils atta-
quent le rétrécissement d'avant en arrière avec le caustique, et
en renouvellent l'emploi jusqu'au moment où une bougie ordi-
naire traverse le canal sans difficulté. Certes, une telle manière
de faire porte en soi le cachet d'une extrême simplicité; mais le
chirurgien agit en aveugle et peut occasionner des accidens for-
midables. Ne voit-on pas souvent des fausses routes, des hémor-
ragies graves, des rétentions d'urine à la suite de ce mode de
traitement ?

La rétention d'urine est toujours imminente : on ne peut facili-
ter l'arrivée des instrumens dans la vessie qu'après la destruction
complète du rétrécissement. On diminue l'épaisseur de l'obstacle
sans augmenter la largeur de son ouverture, et s'il survient, à la
suite des manœuvres, une fluxion légère dans le canal, le malade
ne peut plus uriner et se trouve dans les conditions les plus défa-
vorables pour le cathétérisme. Un accident semblable est arrivé
plusieurs fois à *sir Ev. Home*, et l'a forcé d'avoir recours à la
ponction de la vessie.

Je suis aussi partisan du caustique dans la thérapeutique des rétrécissemens de l'urètre ; mais je ne l'emploie jamais dans la
première période du traitement. Je dilate d'abord l'ouverture de
l'obstacle ; j'apporte une amélioration sensible dans l'émission
des urines, et je cautérise de dedans en dehors selon la méthode de
Ducamp. Pour moi l'action du caustique n'est pas d'une première
nécessité ; je n'oserai jamais m'ouvrir un passage, avec son aide, à
travers des tissus indurés. Je le mets seulement en usage à une
époque avancée du traitement, alors que la compression par les
bougies a rétabli le cours des urines, afin de modifier la vitalité
des tissus malades, détruire leurs restes d'exubérance et assurer
ainsi la guérison de la maladie. Ces deux méthodes doivent se
prêter un mutuel appui pour amener des résultats avantageux ;
mais si l'une d'elles devait être sacrifiée, j'opterais pour la compression par les bougies comme moins douloureuse et plus sûre
dans ses effets.

Lorsqu'un malade s'offre à moi avec les symptômes d'une stricture urétrale, je le sonde avec une bougie de moyen calibre, afin
de m'assurer si le rétrécissement est considérable et dans quelle
portion du canal il existe. Après cette manœuvre, si la bougie

exploratrice a été arrêtée par une coarctation et n'a pu la franchir, je lui substitue immédiatement une bougie très-fine, et le plus souvent je parviens à franchir l'obstacle. Dans cette première séance, je fatigue peu le malade, dans la crainte d'irriter les parois du rétrécissement, et de trouver le lendemain un obstacle plus grand que la veille. Avec une bougie ténue, il est difficile de savoir s'il existe un ou plusieurs rétrécissemens, parce qu'à mesure qu'on se rapproche de la vessie, les coarctations ont une ouverture plus grande qui donne toute facilité au passage de la bougie. Ce n'est qu'à une époque plus avancée du traitement, alors qu'on emploie une bougie plus résistante et plus forte, qu'il est plus facile de s'assurer quels sont les points du canal qui offrent quelque obstacle. Cette simple exploration vous donne peu de certitude sur la forme du rétrécissement, mais elle vous permet d'apprécier sa longueur. Au reste, peu importe la variété diverse de rétrécissemens; ils sont tous soumis au même mode de traitement, la compression par les bougies.

J'ai déjà dit, dans une autre partie de ce travail, qu'au lieu de laisser la sonde à demeure et d'exposer ainsi le malade à une série de symptômes inflammatoires, je me contentais de la laisser dans le canal de trente à quarante minutes toutes les vingt-quatre heures. Ce mode de traitement, d'une simplicité extrême, à peine douloureux, est rarement accompagné d'accidens, et permet au malade de vaquer au soin de ses affaires. Je continue ainsi l'emploi des bougies jusqu'au moment où il m'est possible d'en introduire une qui remplisse entièrement l'ouverture du canal. Arrivé à cette période du traitement, je cautérise les restes de la coarctation avec la sonde droite ou courbe du professeur Lallemand, selon les portions de l'urètre où se trouve placé le rétrécissement. Je me sers rarement de la bougie *porte-empreinte* de Ducamp; je crois que l'auteur avait exagéré les avantages qu'on peut en retirer. Il me semble qu'un chirurgien exercé, en faisant filer lentement la sonde dans le canal, reconnaît à merveille les points rétrécis; il peut, avec toute connaissance de cause, engager le stilet à cuvette dans le centre de la coarctation, et en cautériser successivement tous les points en le faisant rouler sur son axe. La douleur qui accompagne l'application du caustique est à peine plus sensible que celle produite par l'introduction de la bougie;

l'inflammation qui la suit est à peu près nulle. Il est rare qu'un écoulement paraisse après l'application, et souvent on voit diminuer celui qui existait déjà. L'hémorrhagie ne peut avoir lieu dans ce mode de cautérisation, parce que les parties détruites sont les plus éloignées du corps caverneux. Il est impossible de faire une fausse route, car on pénètre dans l'ouverture du rétrécissement et on n'emploie pas la force pour le faire. Une seconde application du caustique et au plus une troisième suffit, dans la grande majorité des cas, pour faire uriner le malade à plein canal. Les observations qui sont à la suite de ce travail mettront la vérité de ces faits dans la plus grande évidence. S'il existe un second rétrécissement, je l'attaque de la même manière, alors que le passage des instrumens est facile jusqu'à lui ; et s'il y en a un troisième, je ne commence à le cautériser que quand le second est complètement détruit. Je termine la guérison, d'après les vœux de Ducamp, par les bougies à ventre. Cette manière de faire, dans la thérapeutique, des rétrécissemens de l'urètre, amène des résultats prompts et durables. On obtient, à moins de complications particulières, des guérisons complètes dans l'espace de trente à quarante jours.

Rétention d'urine causée par un seul rétrécissement.

Observation première. — M. B...., négociant à F., département du Gers, âgé de quarante ans, doué d'une constitution forte et pléthorique, eut à vingt ans une blennorrhagie qui parcourut lentement ses périodes diverses et finit par disparaître après trois mois de soins. Il contracta, quinze ans après, une blennorrhagie nouvelle qui dura long-temps, et laissa à sa suite une série de symptômes désagréables. Le malade urinait souvent, peu à la fois, et par un jet très-délié ; il éprouvait sans cesse des cuissons dans la verge et des pesanteurs au périnée. Il suivit sans succès plusieurs traitemens anti-syphilitiques ; on voulut le mettre à l'usage des sondes en gomme élastique ; mais la douleur qu'elles amenèrent et l'engorgement des glandes inguinales lui en firent cesser l'emploi.

Depuis cette époque, l'émission des urines est devenue plus laborieuse ; le besoin de les rendre se renouvelait quatre à cinq fois par nuit, et M. B... ne pouvait les expulser qu'au milieu d'une suite d'efforts violens. Tel était l'état des choses lorsque le malade vint me consulter. Je le sondai avec une bougie de moyen calibre et je reconnus un rétrécissement considérable dans la portion membraneuse de l'urètre ; je fis arriver immédiatement une bougie très-fine sur le rétrécissement ; j'essayai , mais en vain , de la faire passer jusque dans la vessie. Je me contentai , dans cette première séance, d'engager la bougie dans le rétrécissement et de l'y maintenir pendant un quart d'heure.

Le lendemain je réitérai mes manœuvres, et je parvins à franchir l'obstacle ; je laissai la bougie à demeure pendant quarante minutes , et le malade fut renvoyé à ses occupations. Le même mode de traitement fut employé les jours suivans ; j'augmentai graduellement , et, dès le vingt-huitième, il me fut possible d'en passer une qui remplissait totalement l'ouverture du canal. Le malade alors était dans un état prospère, il n'éprouvait plus qu'à de longs intervalles le besoin d'uriner , et pouvait expulser le liquide à plein jet. Dans cet état de choses, dans le but de modifier la vitalité des tissus, de détruire les restes exubérans du canal, je cautérisai avec la sonde courbe du professeur Lallemand, deux fois et à trois jours d'intervalle , les points de l'urètre primitivement malades, et je complétai la guérison avec les bougies à ventre de Ducamp. Le trente-huitième jour je fis passer, pour la dernière fois , dans le canal de M. B...., une bougie de quatre lignes de diamètre et le renvoyai dans un état parfait. Aujourd'hui, trois ans après son traitement , M. B.... jouit d'une santé florissante.

Observation deuxième. — M. C. ., âgé de vingt-quatre ans, négociant à Bordeaux , eut, à l'âge de vingt-deux ans, une gonorrhée intense qui dura dix mois et ne disparut qu'après des injections réitérées d'eau blanche et de solution de nitrate d'argent. De temps à autre , à la suite d'un écart de régime , d'un excès dans les plaisirs de l'amour , il voyait des taches jaunâtres suinter du méat urinaire. Quelques capsules de copahu en faisaient raison. Cependant M. C... voyait avec douleur diminuer progressivement la grosseur du jet de ses urines ; il éprouvait plus souvent le besoin de les rendre , se levait plusieurs fois pendant la nuit et se livrait à des efforts considérables pour uriner. Il alla consulter un praticien de la ville qui lui dit qu'il fallait dépurer la masse des humeurs et qu'il guérirait à merveille. Le malade était docile, mais son temps de répit n'arrivait pas. Fatigué d'être sans cesse sous l'imminence d'une rétention d'urine, il vint réclamer mes soins.

Je reconnus un rétrécissement de l'urètre, quelques lignes avant le bulbe; je pris une bougie d'un calibre ténu, mais je ne pus franchir l'obstacle dans la première séance. A la seconde entrevue je fus plus heureux et j'arrivai dans la vessie. Le calibre des bougies fut augmenté graduellement; leur séjour dans l'urètre, momentané et périodique, amena la disparition de l'obstacle vers le trentième jour. Je cautérisai une seule fois avec la sonde droite du professeur Lallemand, et j'eus le plaisir de renvoyer le malade parfaitement guéri trente-six jours après la première introduction des bougies. Depuis cette époque, quinze mois se sont écoulés, et le jet des urines n'a rien perdu de sa grosseur et de sa force.

Observation troisième. — M. S..., âgé de vingt-deux ans, appartenant à une famille honorable de Bordeaux, contracta à Paris, il y a deux ans, une blennorrhagie et des chancres. Un traitement méthodique fut mis en usage, suivi avec ponctualité et rigueur; deux mois écoulés, la blennorrhagie et les ulcérations syphilitiques avaient disparu complètement. Quelque temps après il eut une gonorrhée nouvelle dont il ne pouvait jamais tarir la source. Fatigué d'avoir recours sans cesse à des moyens infructueux, il abandonna son écoulement aux soins de la nature. Le malade resta dans cet état de torpeur jusqu'au moment où il vit le jet de ses urines diminuer progressivement et la nécessité où il était d'uriner sans cesse. Un autre symptôme l'effrayait aussi beaucoup : pendant les efforts qu'il faisait pour expulser ses urines, il rendait une certaine quantité de sperme, et craignait d'être impuissant par le manque absolu d'érection.

Ce jeune homme vint me consulter, dans le courant du mois de mars 1838; j'introduisis dans le canal une bougie de moyenne grosseur et je reconnus deux rétrécissemens, le premier à la base du gland et le second dans la portion membraneuse de l'urètre. Je franchis le premier obstacle avec la sonde d'argent, afin d'ouvrir aux bougies un passage facile, et dans l'assurance où j'étais de ne pouvoir faire de fausses routes dans une partie si rapprochée du méat. Le malade fut fatigué, accusa une vive douleur et perdit une certaine quantité de sang. Je prescrivis un bain d'une heure, le repos et l'usage d'une tisane de graine de lin. Deux jours après, je fis arriver une bougie fine jusque sur le second rétrécissement, et après quelques douces tentatives elle franchit l'obstacle et pénétra dans la vessie. Je réitérai ces manœuvres tous les jours, pendant un mois, en augmentant graduellement le volume de la bougie et en la laissant à demeure pendant trente ou quarante minutes. Après ce laps de temps, le malade pouvait longtemps conserver ses urines, les rendre à gros jet et sans douleur. J'ai complété sa guérison en lui cautérisant deux fois l'un et l'autre rétrécissement avec les sondes de M. Lallemand.

Ce jeune homme, débarrassé des coarctations de l'urètre, était désolé à cause de son état de nullité dans les plaisirs de l'amour. Je lui prescrivis des frictions, à la partie inférieure de la colonne vertébrale, avec de la teinture de *strycnos nux vomica*; je lui donnai en même temps, pour prendre deux fois par jour, des pilules avec un quart de graine de strychnine, et dès le douzième jour une amélioration sensible s'était manifestée dans l'excitation des organes génitaux. Depuis cette époque, tout est rentré sous l'empire des lois physiologiques, et notre malade jouit d'une belle santé.

Observation quatrième.—M. D..., âgé de vingt-cinq ans, d'une constitution lymphatique, négociant à Bordeaux, eut, à l'âge de vingt-trois ans, une gonorrhée sans complications, qu'il traita avec tous les soins convenables et qui disparut après trois mois, à l'aide d'injections réitérées de solution de nitrate d'argent. Quelques jours après la cessation de l'écoulement il passa plusieurs nuits en voiture; il eut de nouveau des cuissons dans l'urètre, des pesanteurs au périnée, et un suintement blennorrhagique qui cette fois se montra rebelle à l'ensemble des moyens connus pour l'arrêter.

Le malade vint réclamer mes soins au mois d'avril 1837; je reconnus avec une bougie de moyen calibre la présence d'un rétrécissement à trois pouces du méat urinaire. Je le combattis par l'introduction momentanée et périodique des bougies graduées; mais vers le vingt-sixième jour, la fluxion de l'urètre devint plus forte, les envies d'uriner plus fréquentes, les douleurs se propagèrent au canal déférent et au testicule. Je suspendis immédiatement l'emploi des bougies; j'ordonnai le repos au lit, la diète et une saignée de huit onces. J'eus recours le lendemain à l'application de trente sangsues sur le trajet du cordon testiculaire et à l'emploi des quarts de lavemens laudanisés. Je parvins à enrayer promptement le progrès des symptômes inflammatoires ; je hâtai la disparition de l'engorgement à l'aide des frictions d'onguent napolitain opiacé, répétées matin et soir, et de l'application constante de cataplasmes émolliens.

Ces accidens intercurrens retardèrent la guérison du malade ; l'usage des bougies ne put être repris que vingt jours après les premiers symptômes de l'hypérémie urétrale. Je cautérisai une seule fois les restes de la coarctatation, et le malade, parfaitement rétabli, fut rendu à ses occupations. Dans ce cas, le traitement a été long, pénible pour le malade ; mais je dois dire que le sujet est doué d'une irritabilité excessive et d'une exquise sensibilité. Aujourd'hui, M. D... est marié, et ne conserve plus la moindre trace de son ancienne maladie.

Observation cinquième. — M. B..., commis voyageur, âgé de vingt-huit ans, d'une constitution forte et pléthorique, eut, à l'âge de douze ans, une blennorrhagie qu'il contracta dans les colonies en cohabitant avec une négresse. Il conserva, pendant trois années, un écoulement qui finit enfin par céder à l'usage réitéré du baume de copahu.

M. B..., à l'âge de vingt-six ans, eut, en France, une gonorrhée nouvelle, très-douloureuse et très-rebelle aux agens thérapeutiques. Ce jeune homme, d'une humeur enjouée, ami des femmes et du plaisir, dédaignait les douleurs physiques et reculait sans cesse devant l'idée de subir un traitement. A la suite d'une partie de plaisir, il fut pris à Rouen, il y a dix-huit mois, d'une rétention d'urine complète ; le médecin essaya sans succès l'emploi du cathétérisme, et se contenta de lui prescrire un bain d'une heure et l'application d'un cataplasme émollient sur la région hypogastrique. Le malade put rendre ses urines par les seuls efforts de la nature, et remit à un moment plus opportun le soin de faire restaurer ses voies urinaires.

M. B... vint à Bordeaux, dans le courant de janvier 1837, et réclama mes conseils. Alors ce malade éprouvait de la difficulté à uriner, des douleurs dans le canal, des pesanteurs et des tiraillemens dans les aines, un écoulement presque aussi abondant que celui d'une blennorrhagie récente. Il urinait souvent, jusqu'à six fois chaque nuit, peu à la fois, par un jet fisiforme et bifurqué ; ses urines avaient une odeur ammoniacale prononcée.

J'introduisis une bougie de moyen calibre qui fut arrêtée par un rétrécissement considérable dans la portion membraneuse de l'urètre. Je fis usage alors d'une bougie ténue qui franchit la coarctation, après quelques tentatives, et arriva dans la vessie. Un mois après, le cours des urines était libre et l'écoulement avait disparu ; l'introduction périodique des bougies graduées n'avait amené aucun accident. Je cautérisai trois fois, à quelque jours d'intervalle, les points du canal qui me paraissaient encore hypertrophiées ; je complétai la cure avec les bougies à ventre de Ducamp, et le trente-sixième jour le malade humait de nouveau les plaisirs d'une vie joyeuse. Depuis cette époque, j'ai reçu plusieurs fois des nouvelles de M. B..., qui continue de se porter à merveille.

Observation sixième. — M. R..., âgé de vingt-cinq ans, d'une constitution lymphatique, négociant à Bordeaux, eut, il y a deux ans, une gonorrhée très-simple qui le fit souffrir à peine. Etant en voyage, l'écoulement persistant encore, M. R... alla consulter, à Paris, un médecin qui lui conseilla de faire dans le canal des injections avec une once de sulfate de zinc dans quatre onces de véhicule. Dès les premières injections, il survint une inflammation intense et des douleurs très-vives. Alors le malade revint à l'emploi des tisanes émollientes, et eut recours ultérieurement à l'usage du poivre-cubèbe et du baume de copahu, afin d'arrêter l'écoulement. Ces médicamens balsamiques n'amenèrent pas tout l'effet désiré ; le suintement disparaissait pour quelques jours et ne tardait pas à reparaître plus opiniâtre et plus rebelle.

M. R..., fatigué par l'insuccès des agens thérapeutiques qu'il attribuait à ses voyages continuels, se contenta pendant quelques mois de suivre un régime doux, et ne songea de nouveau à sa guérison qu'à une époque plus éloignée.

Dans le courant du mois d'août 1838, il vint me consulter en me témoignant la peine qu'il avait de se trouver dans un état aussi désagréable. Il éprouvait des cuissons dans la verge, des pesanteurs au périnée à la racine des bourses ; il urinait souvent, plusieurs fois dans la nuit ; le jet des urines était grêle, tordu sur lui-même, quelquefois bifurqué ; il avait un écoulement jaunâtre et peu abondant. Durant les efforts auxquels il se livrait pour expulser les matières fécales, il perdait une quantité notable de sperme qui venait tacher la chemise. Je le sondai avec une bougie de moyen calibre, et je reconnus deux rétrécissemens, l'un situé à deux pouces et demi du méat urinaire, l'autre dans la portion membraneuse de l'urètre. Je parvins à franchir les deux obstacles avec une bougie fine dès la première séance. J'augmentai graduellement la grosseur des bougies, et le vingt-huitième jour je pouvais en passer une qui remplissait totalement l'ouverture du canal. Je fus obligé ensuite de cautériser jusqu'à cinq fois les parois du premier rétrécissement avec la sonde droite; je trouvai, sans cesse une légère résistance lors du passage de la bougie : la dernière cautérisation en fit justice; la deuxième coarctation ne fut touchée qu'une seule fois. Les bougies à ventre complétèrent la guérison.

Aujourd'hui le malade ne souffre plus; il urine à gros jets; il peut conserver ses urines autant qu'il le désire; son écoulement jaunâtre a disparu; les ébats de l'amour n'ont pu le rappeler. Je considère donc ce malade comme parfaitement guéri ; mais je dois dire qu'il a encore, en petite quantité, des pertes séminales involontaires qui tachent son linge d'une manière à peine perceptible. La constipation habituelle du sujet, sa constitution lymphatique me semblent devoir être la cause unique de ces pertes légères qui ne peuvent en aucune manière altérer sa santé. Je crois qu'elles finiront par disparaître par les seuls efforts de la nature.

Je possède quelques observations de rétention complète d'urine où la ponction de la vessie a été pratiquée avec succès; je les publierai ultérieurement dans un autre travail.

D. PUYDEBAT,

Chirurgien en chef adjoint de l'Hôtel-Dieu St.-André.

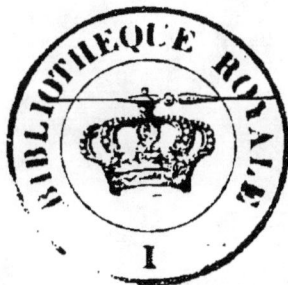